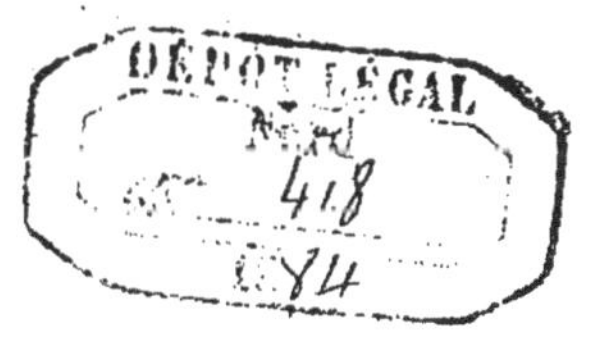

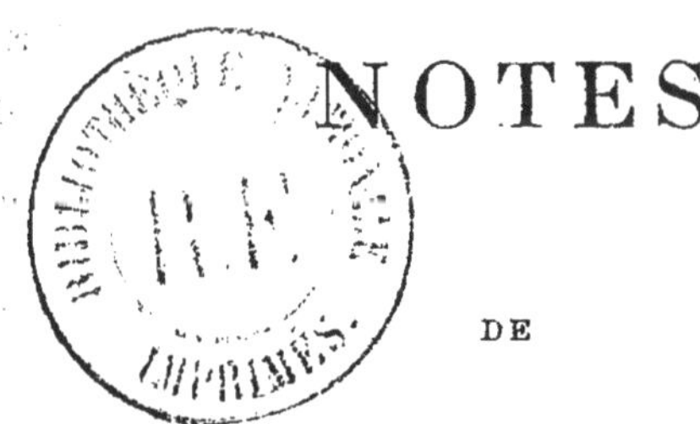

NOTES

DE

CLINIQUE CHIRURGICALE.

DU MÊME AUTEUR :

Médecine des chemins de fer. — Côté médico-légal de l'affaire du chauffeur E...... contre l'État belge (*Lille*, 1880).

Idem. — Simulation des douleurs d'origine traumatique; diagnostic par les courants induits et interrompus (*Journal des Sc. méd. de Lille et Gaz. des hôp.*, 10-13 sept. 1881).

Idem. — Troubles nerveux consécutifs à une fracture du crâne, etc., par accident de chemin de fer; émissions sanguines répétées; guérison. (*Lecture à la Société de Chirurgie de Paris*, 5 oct. 1881, et *Journal des Sc. méd. de Lille*, 1883.)

Sur la réparation des parties molles et du squelette dix-huit ans après la perte de tout le corps du maxillaire inférieur (*Soc. centr. de Méd. du Nord de la France*, sept. 1872.)

Réduction d'une hernie crurale plusieurs heures après deux lavements d'eau de Seltz (*Gaz. des hôp.*, 16 nov. 1878).

Sur la pustule maligne en Flandre (*Journal des Sc. méd. de Lille*, fév. 1879).

Contribution à l'étude de la myosite (*Ibidem*, 1879), et brochure, 116 p., Paris, 1880.

Observation sur l'application de plaques métalliques sur un ulcère douloureux de la jambe (*Soc. des Sc. méd. de Lille*, 1879).

Observations sur la pourriture d'hôpital et la diphthérie pharyngienne, toutes deux mortelles et développées simultanément dans deux foyers en communication médiate (*Ibidem*).

Fractures incomplètes et incurvation des os de l'avant-bras (*Ibidem*).

Traitement des fractures des métacarpiens par l'attelle de zinc (*Ibid.* 1880).

Fracture du rocher, guérison; nouvel accident, seconde guérison (*Ibidem*).

Synovite tendineuse aiguë des fléchisseurs de la main; traitement sans débridement; guérison (*Soc. des Sc. méd. de Lille*, 1881).

Luxation du pouce en arrière; réduction par rotation dans l'extension (*Ibid.*)

Dépression du crâne du nouveau-né (*Ibidem*).

Ankylose tardive après les fractures du coude (*Ibidem*).

Des pulvérisations phéniquées pour affaiblir la sensibilité et supprimer la douleur du traumatisme (*Ibidem* et *Thérap. contemp.*, 1881.)

Fracture du grand os (*Lecture à la Soc. de Chirurgie de Paris*).

Accidents après l'opération d'une hernie crurale étranglée chez une femme de 70 ans; — guérison (*Soc. des Sc. méd. de Lille*, 15 mars 1882).

Étude sur la réduction des luxations du pouce en arrière au moyen des manœuvres de douceur (*Journal des Sciences médicales de Lille* et *Union médicale*, 1882. *Thérapeutique contemp.*, 1882).

Etude sur la dépression du crâne pendant la seconde enfance (*Arch. gén. de méd.*, août 1882, et *J. des Sc. méd. de Lille*).

Note sur le traitement de la pseudarthrose du tibia (*Bull. de l'Acad. royale de médecine de Belgique*, juillet 1883).

Note sur un cas de cysticerque du sein (*Soc. des Sc. méd. de Lyon; Lyon médical*, 1883; *Revue méd. franç. et étr.*, janvier 1884).

— La même, traduite en espagnol par le Docteur D. Rosalino Revira y Oliver. Barcelone, novembre 1883.

Plaies, mutilations et autres altérations des doigts et de la main après des coups d'engrenage; leurs conséquences professionnelles.

NOTES

DE

CLINIQUE CHIRURGICALE

Par le D^r Fr. GUERMONPREZ,

Membre de la Société des Sciences médicales de Lille,
Membre correspondant de la Société de Thérapeutique de Paris,
et des Sociétés de Médecine de Bordeaux, Lyon, Strasbourg, Montpellier,
Toulouse et Barcelone.

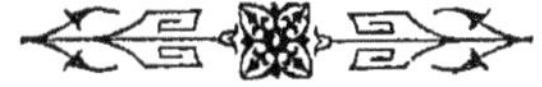

PARIS,
LIBRAIRIE J.-B. BAILLIERE ET FILS,
19, RUE HAUTEFEUILLE, 19
(près du boulevard Saint-Germain).

1884.

I.

Squirrhe atrophique à évolution rapide;

sa propagation par le tissu cellulaire et par les vaisseaux lymphatiques;

sa généralisation sous la forme encéphaloïde.

Les questions de pronostic, de marche et de terminaison des néoplasmes ne sont pas tellement résolues qu'il ne reste plus place à la controverse.

D'un côté, MM. Cornil et Ranvier distinguent le squirrhe et l'encéphaloïde jusqu'à en faire deux espèces différentes, ce qui semble impliquer une séparation absolue entre le premier et le second (1). D'un autre côté, M. Follin et le Dr Félix Terrier prennent soin de signaler comment, dans le carcinôme, les noyaux secondaires peuvent présenter des caractères tout différents de ceux du néoplasme primitif : « Les tumeurs carcinomateuses secondaires, écrit ce dernier, dues à la généralisation de l'affection, représentent le plus ordinairement les caractères anatomo-pathologiques des tumeurs primitives; toutefois leur accroissement rapide et leur tendance à la dégénérescence graisseuse tend à leur donner

---

(1) Cornil et Ranvier. *Manuel d'histologie pathologique*, 2° édit. Paris, 1881 , t. I, p. 209.

l'aspect encéphaloïde ou médullaire (Lücke), fait déjà noté par les anciens cliniciens. » (1)

Or, il n'est pas sans intérêt de savoir si la différenciation entre le squirrhe et l'encéphaloïde est absolue, ou bien si les garanties du premier peuvent faire place aux vicissitudes du second. La rapide évolution de celui-ci est tellement opposée à la longue durée de celui-là ; les tendances du « carcinôme cicatrisant du tissu conjonctif (Billroth) » sont tellement contraires aux compressions de voisinage, aux gangrènes partielles, aux complications d'hémorrhagie, d'érysipèle, etc, dont menace l'encéphaloïde, — ce contraste est tellement manifeste, qu'il nous semble difficile de trouver cette question oiseuse et sans portée pratique.

A ce point de vue déjà, l'observation suivante, mérite d'être connue.

On y verra de plus la confirmation de cet axiome d'anatomie pathologique : « le carcinôme est le tissu qui détermine le plus » facilement et d'une façon constante des lésions des gan- » glions lymphatiques. » On y trouvera en outre la démonstration du fait affirmé par MM. Cornil et Ranvier : « les alvéoles du carcinôme sont en pleine communication avec les vaisseaux lymphatiques. » (2)

L'importance de ces points bien observés permettra de négliger les quelques lacunes de cette observation, que les circonstances n'ont pas permis de compléter.

OBSERVATION (recueillie par MM. TAVERNIER et SURMONT, externes du service). — La ménagère Françoise V. d'H..., 45 ans, entre en juillet 1884, à l'Hôpital Sainte-Eugénie, salle St Augustin n° 19, pour un squirrhe atrophique du sein gauche. Au point de vue des antécédents, on ne peut signaler aucun élément cancéreux chez les

(1) A. Jamain et F. Terrier. *Manuel de pathologie chirurgicale*, 8ᵉ édit. Paris, 1877, I, 271.

(2) *Loco cit.*, I, 208.

cinq descendants ; les renseignements font défaut sur les collatéraux et les ascendants.

Très bien portante et même corpulente, elle n'a jamais été blessée ni malade ; elle signale cependant un coup reçu sur le sein gauche il y a environ quinze mois. C'est à ce traumatisme qu'elle attribue l'existence du noyau dur dont elle s'aperçut quelque temps plus tard.

Cette tumeur ne fut jamais douloureuse ; elle n'apporta aucune gêne dans les travaux du ménage. Ces circonstances, autant qu'une espèce de pruderie de la malade la portèrent à ne prendre conseil que vers le moment de son entrée à l'hôpital. Aucun traitement, ni général ni local ne fut donc essayé.

Bien qu'elle ne parût guère s'en apercevoir, la malade maigrissait manifestement depuis environ cinq mois. A ce moment encore elle mangeait bien, dormait suffisamment, lorsque survinrent des accidents dyspnéiques, tantôt intenses, tantôt bénins, et qui depuis trois semaines devenaient de plus en plus pénibles. Son état général éprouvait une sorte de déchéance, avec sensation de fatigue, endolorissement général, épuisement des forces et modification du caractère. Elle perdait son ardeur au travail et devenait sombre et quasi résignée.

C'est dans ces conditions que Françoise V. d'H.... se décide à entrer à l'hôpital.

Ce qui frappe tout d'abord c'est l'air anxieux de la malade. La face est pâle, légèrement bouffie. Elle parle d'une voix entrecoupée. L'embonpoint répond assez à la moyenne des personnes de son âge. Les téguments ne présentent pas de teinte jaune paille. Les fonctions digestive, excrétoire et circulatoire ne présentent rien d'anormal. La respiration est profondément troublée par des complications dont le détail sera exposé plus loin.

L'état local est tout entier dominé par la configuration du sein gauche. Tandis que la masse du côté droit, d'une consistance flasque demeure pendante et laisse en saillie son mamelon d'un centimètre vers son bord inférieur, celle du côté gauche, loin de rappeler le type de la ménopause semble coller à la paroi thoracique d'une manière aussi nette que si un clou la traversait par son milieu. En effet, au lieu de la saillie du mamelon, on trouve à la partie centrale une dépression profonde d'où partent des plis radiés de la peau, et dans le fond de cette dépression on reconnaît bien encore les caractères de l'aréole, mais plus rien qui rappelle le mamelon. — Un examen attentif de cette sorte de cratère permet de retrouver quelques croûtes, derniers vestiges d'un suintement antérieur. — Au pourtour de ce centre la peau présente sa couleur normale et la même apparence que l'organe congénère.

A la palpation, on constate aisément la consistance dure, vraiment ligneuse du squirrhe, au niveau de la dépression et dans les parties voisines. Cette tumeur n'est guère plus volumineuse qu'une petite pomme. A sa périphérie la peau et le tissu glandulaire conservent l'un et l'autre leur consistance normale. Profondément le néoplasme, fixé par de solides adhérences, se continue avec le cartilage de la quatrième côte dont la tuméfaction saute aux yeux dès qu'on découvre la patiente.

Au-dessus et surtout au-dessous de ce cartilage se trouvent 5 ou 6 noyaux secondaires, les uns du volume d'un pois, les autres du volume d'une amande, siégeant dans les couches profondes de la peau ou les éléments sous-jacents.

Dans l'aisselle une masse ganglionnaire masquée par un repli de la peau atteint le volume d'un d'œuf de poule et fait une saillie facile à reconnaître dès qu'on élève le coude.

Dans le creux sus-claviculaire on trouve, surtout vers la partie interne, trois ou quatre ganglions du volume d'une aveline.

Mais, de toutes les tuméfactions ganglionnaires, celle qui attire le plus l'attention est la série trachéo - bronchique ; en effet, comme on l'a vu plus haut, le symptôme dyspnée s'impose à l'observateur autant qu'il est pénible à la patiente.

Jour et nuit cette femme fait effort pour inspirer et expirer. Elle ne peut supporter aucun vêtement qui la serre ; elle cherche les fenêtres ouvertes. On lui voit contracter laborieusement tous les muscles inspirateurs jusqu'aux sterno-mastoïdiens. Dans le lit, elle ne peut supporter le décubitus dorsal ; elle est toujours dans la station assise De temps en temps elle s'asseoit sur le bord du lit, le corps penché en avant, la face cyanosée, incapable de répondre une parole, concentrant tous ses efforts à faire pénétrer un peu d'air dans sa poitrine. Elle est même amenée à passer une partie de la nuit dans un fauteuil. On comprend sans peine qu'une semblable situation était incompatible avec le moindre travail.

La percussion pratiquée entre deux accès de toux, bien que fatigante pour la malade, permet de constater une diminution de sonorité dans toute la poitrine. Si on applique le médius sur le sternum, en percutant sur l'index et l'annulaire de plus en plus écartés suivant le précepte de M. Noel Gueneau de Mussy, on perçoit une zône de matité très nette et assez étendue siégeant vers l'union des deux premières pièces du sternum. A la région interscapulaire ce mode d'examen ne donne rien d'intéressant à noter.

L'auscultation nous donne des résultats qui suffiraient à eux seuls à expliquer la dyspnée de la malade. Le thorax dans toute son étendue est en effet rempli de bruits anormaux et des râles de toutes sortes s'y font entendre. Toutefois les sibilants et les ronflants dominent. Dans quelques portions ces bruits multiples sont remplacés par un silence complet et l'apnée persiste en ces points, même après les efforts de toux. La malade tousse fréquemment, mais la toux ne revêt pas le caractère coqueluchoïde. Ce sont de petits accès très courts répétés à peu d'intervalle et qui ne sont guère pénibles. Il n'y a presque pas d'expectoration, et quand celle-ci existe, n'a rien qui ressemble à la gelée de groseille ; elle est tout simplement spumeuse.

On fait à la malade deux injections de morphine de 1/2 centigr., l'une le matin, l'autre le soir.

Ce traitement lui suffit quelque temps ; mais bientôt il ne la calma plus et l'orthopnée devint de plus en plus intense.

Le 1er août M. Guermonprez reprend le service. Il prescrit une potion à la codéine et des perles d'éther sulfurique. Un nouveau soulagement est obtenu pour quelques jours. On ajoute ensuite l'eau de laurier-cerise jusqu'à 30 gr. par jour et plus tard encore on remplace l'éther sulfurique par l'éther acétique dont l'action semble plus efficace. Un vésicatoire volant sur la partie supérieure du sternum a aussi donné sa petite part d'amélioration temporaire.

Malgré tous ces moyens, la dyspnée devient plus pénible. Les lèvres se cyanosent, les paupières indiquent un certain assoupissement. Entre deux accès consécutifs, l'oppression ne diminue guère. Un peu d'œdème se manifeste aux malléoles, surtout du côté gauche. C'est dans cet état, sans autre incident intercalaire et surtout sans aucune douleur localisée, que la malade finit par succomber le 16 août.

Autopsie. — L'émaciation du corps ne répond pas du tout à la

période cachectique ; on trouve partout la surcharge graisseuse fémi-
nine. Il n'y a pas d'œdème.

A l'ouverture du corps on ne trouve que dans un seul point une
continuité absolue entre le néoplasme primitif et les foyers profonds.
Au niveau du cartilage de la 4ᵉ côte gauche, un pont du volume
du doigt s'étend sans interruption depuis le squirrhe et l'os envahi avec son cartilage jusqu'à la partie inférieure gauche de la
masse ganglionnaire trachéo-bronchique. La section de ce pont ne
crie pas sous le scalpel ; elle n'est ni bleue, ni grise, ni d'un aspect
translucide : elle n'a donc rien des caractères du squirrhe véritable. Son
aspect est uniformément opaque. La couleur est d'un blanc très légèrement jaunâtre (de la teinte dite crème) ; sa consistance, déjà moins
dure que la *ligneuse*, n'a rien de comparable à la mollesse de l'encé-
phale ou du *véritable type encéphaloïde* : on ne peut guère la rappro-
cher que de celle du fromage de gruyère.

La *plèvre gauche* contient mille à quinze cents grammes de liquide
d'hydrothorax. — Sur le feuillet pariétal, des plaques cancéreuses
d'une étendue variable jusqu'à la dimension de la main, les unes plus
épaisses (1^{mm} 1/2), les autres minimes ($1/2^{mm}$). Sur les parois costale
et diaphragmatique, le pourtour de chaque plaque blanchâtre est
pourvu de fines arborisations vasculaires. — Dans les sillons inter-
lobaires, se rencontrent une trentaine d'adhérences de nature fibro-
celluleuses très résistantes dont quelques-unes contiennent des noyaux
cancéreux. — La plèvre viscérale ne contient aucun noyau cancéreux.
Elle est pourvue de fines arborisations surtout volumineusees et con-
densées au niveau des plus superficiels parmi les foyers secondaires du
poumon. Sur cette surface quelque peu uniforme un élément, dont
la couleur blanchâtre tranche sur un fond ardoise, s'impose à l'attention de l'observateur. C'est un *vaisseau lymphatique* absolument superficiel, c'est-à-dire sous pleural : son calibre est uniforme d'un mil-
limètre environ, sa longeur atteint 40 millimètres ; son trajet deux
fois sinueux lui donne l'allure d'une S iliaque.

Le *poumon gauche* est le siège de la principale manifestation de la
diathèse. Les noyaux sont nombreux : l'un d'eux atteint le volume
d'un gros œuf de poule. Ils sont nettement circonscrits sans vascu-
larisation, d'une couleur et d'une consistance encéphaloïde, parfois
même bosselés à leur surface.

Le *poumon droit* participe moins à la généralisation qui semble confinée vers le sommet. Toute sa partie inférieure est encombrée par l'hypostase.

La *plèvre droite* est entièrement adhérente, tant dans sa partie costale que dans sa partie diaphragmatique.

Le *cœur*, un peu mou, est dilaté et renferme un sang noir et poisseux.

Le *péricarde* présente une série de petits noyaux disséminés et une plaque longue de 4 centimètres, large de **2** épaisse de **3** millimètres, avec le même aspect que celles dont on a vu la description à propos de la plèvre gauche.

La série des *ganglions lymphatiques* est tout entière arbressée par la dégénérescence cancéreuse. On retrouve les caractères de l'encéphaloïde autour de la racine des bronches dans le groupe principal des trachéo-bronchiques dans la partie inférieure du chapelet sous sterno-mastoïdien ; de même dans les ganglions axillaires du côté gauche. Une coloration noire est cependant manifeste dans quelques ganglions les plus élevés de la chaîne sous-sterno-mastoïdienne droite.

Le *nerf pneumogastrique droit* est indemne.

Le *nerf pneumogastrique gauche* est englobé et surtout comprimé par un groupe de ganglions bronchiques au niveau de son passage devant la bronche du même côté. Il y est adhérent par tout son pourtour et très difficile à disséquer. Un peu plus haut on trouve une petite tache hémorrhagique allongée entre les fibres élémentaires de ce cordon nerveux ; il n'y a rien d'analogue dans les parties voisines.

La face postérieure de la *trachée artère* est parsemée de granulations du volume d'un grain de millet qui forment en ce point une étrange forme de généralisation néoplasique. Le calibre de la trachée n'est point diminué. Il en est de même du calibre des deux bronches.

Le *corps thyroïde* atteint dans ses trois lobes le volume d'une orange. Il est hypertrophié, mais nullement dégénéré.

Le *rein* et la *rate* n'ont rien d'anormal.

Dans le *foie* on trouve, surtout vers la face connexe, une dizaine de noyaux en tout semblables à ceux du poumon, mais moins volumineux.

Ce fait est une nouvelle preuve de la possibilité de transformation d'un squirrhe atrophique ligneux bien caractérisé, en une autre forme de carcinôme et même en véritable encéphaloïde.

Velpeau avait déjà remarqué combien le squirrhe n'est pas toujours identique à lui-même : à côté du type *atrophique*, il décrivait le type *lardacé*. L'importance qu'il attribuait à cette distinction se traduisait par cette remarque que le second évolue plus rapidement que le premier. (1)

M. A. Desprès généralise cette différence. Pour lui, « il y a des squirrhes qui marchent plus vite ; ce sont ceux où l'élément embryo-plastique est plus abondant. » (2)

Le fait que nous avons observé, paraît avoir passé par des phases successives, de nature à montrer la transition depuis le squirrhe ligneux atrophique jusqu'à l'encéphaloïde.

Il est très probable que toute la première période s'est écoulée à l'insu de la malade. Et il n'est pas invraisemblable que le traumatisme, signalé deux ans avant sa fin, ait provoqué une inflammation ou bien ait déterminé une modification dans la consistance et surtout dans le mode d'évolution du néoplasme.

Quoi qu'il en soit, la propagation directe du sein au médiastin s'est faite, non pas sous la forme d'un tissu squirrheux atrophique, mais bien avec la consistance lardacée, que l'on peut très justement comparer à celle du fromage de gruyère, comme l'ont fait les rédacteurs de l'observation.

Une consistance moins ferme caractérisait les noyaux de propagation indirecte et les ganglions lymphatiques : il est à remarquer que tous n'avaient pas une consistance identique.

---

(1) D'' Armand Desprès. *Traité du diagnostic des maladies chirurgicales ; diagnostic des tumeurs.* Paris, 1868, p. 147.

(2) On sait aujourd'hui que les cellules embryonnaires sont caractéristiques du sarcôme, tandis que le suc cancéreux et les alvéoles des divers carcinômes renferment des cellules dont la forme et la dimension varient à l'infini.

Aucun ne pouvait être qualifié colloïde ; mais aucun n'était véritablement ligneux, ni même lardacé.

Le carcinôme peut donc, en se propageant, perdre ses caractères primitifs et passer d'un type spécifique à un autre.

Les voies de propagation du carcinôme sont singulièrement manifestes dans quelques détails de l'autopsie.

Nous n'examinerons pas s'il y a une sorte d'infection spéciale (épithéliale) des cellules du tissu conjonctif, si une migration des jeunes cellules carcinômateuses se fait par les lacunes du tissu cellulaire, et encore si les cellules néoplasiques pénètrent dans les lymphatiques pour arriver aux ganglions, dont l'infection est si rapide.

Le fait que nous retenons a sa portée, mais il ne suffit pas pour résoudre la question.

Il montre le tissu cellulaire sous-cutané envahi par des noyaux secondaires ; les ganglions lymphatiques intéressés en très grand nombre et même un vaisséau lymphatique rempli et comme injecté par les éléments carcinômateux.

Si les faits de ce genre s'accumulaient, la question de voies de propagation pour le carcinôme cesserait d'être controversée.

La terminaison de la maladie n'a pas permis d'atteindre la période ultime de la cachexie ; elle a été déterminée par la lésion du nerf pneumogastrique.

Les conditions de la fonction respiratoire étaient déjà mauvaises, non pas du fait des ganglions trachéo-bronchiques, ni du calibre de la trachée, mais seulement à cause des noyaux secondaires des deux poumons, à cause de la congestion hypostatique, à cause de la symphyse pulmonaire à droite et de l'hydrothorax à gauche. Dans des conditions aussi fâcheuses, la lésion d'un pneumogastrique acquiert rapidement une grande importance.

Son névrilème épais lui a bien permis de résister à l'envahissement de son tissu par les éléments néoplasiques ; mais sa compression, son adhérence aux ganglions circonvoisins, la tache hémorrhagique trouvée entre ses fibres suffisent pour rendre compte des symptômes dyspnéiques et de l'accès terminal.

Le squirrhe atrophique peut donc évoluer avec rapidité et se généraliser sous la forme encéphaloïde ;

la propagation se faire, non-seulement par les ganglions, mais encore par les vaisseaux lymphatiques ;

la fin survenir prématurément par des accidents nerveux, non de propagation, mais seulement de voisinage.

II.

Traumatisme d'un cal récent.

————

Lorsqu'il s'agit d'un cal douloureux, M. le prof. Gosselin admet qu'il n'y a, la plupart du temps, qu'une simple inflammation du foyer de la fracture. C'est évidemment ce qui serait survenu, si, dans le fait suivant, la marche du processus morbide avait été abandonnée à elle-même.

Les émissions sanguines locales sont contre-indiquées, de l'avis de tous, dans les fractures récentes et dépourvues de complications. Elles cessent de l'être lorsqu'une inflammation se manifeste. Elles nous semblent même absolument précieuses dès qu'apparaissent dans un cal des douleurs dont la nature est nettement phlegmasique.

OBSERVATION (recueillie par M. Surmont, externe du service). — Le garçon brasseur, Arthur D..., 35 ans, entre à l'hôpital Sainte-Eugénie, salle Saint-Pierre, n° 4, le 10 juillet 1884, pour une fracture du corps du fémur à l'union du tiers moyen avec le tiers inférieur. (Chûte d'un tonneau, dit rondelle, de bière, de 200 kilos.) M. le Docteur V. Faucon assure, dès le début, l'extension continue, d'abord au moyen de l'appareil de Gurdon-Buck modifié par M. le prof. A. Faucon, puis, à cause de la grande élévation de la température saisonnière, il prend sur le membre un point d'appui moins glissant à l'aide des deux attelles de M. Monteuis, dont le contact est bien toléré par le membre, grâce à la couche d'ouate interposée.

En août, M. le Docteur Guermonprez s'efforce de conserver ce point d'appui pour l'extension. Mais le malade supporte difficilement l'immobilité nécessaire : dans ses mouvements, il arrive que l'appareil se desserre et glisse de la cuisse à la jambe ; si, pour y obvier, on donne une plus grande tension aux lacs élastiques qui unissent les deux attelles, on détermine un certain œdème du membre. Les attelles chantournées sont essayées sans plus de succès. On installe un appareil au silicate de potasse comprenant toute l'extrémité du membre jusque un peu au-dessus du genou ; entre les divers tours de spires de la bande imprégnée de silicate, on place deux lacs, l'un du côté interne, l'autre du côté externe du membre ; à l'aide de ces lacs, on assure l'extension continue comme par le passé.

Aucun incident n'était survenu et la consolidation paraissait suffisante pour permettre au blessé de se lever avec précaution vers le cinquantième jour, lorsque survint l'accident qui nous est ainsi relaté :

Le 26 août, Arthur D..., sans prendre conseil, quitte son lit et, à l'aide de deux béquilles, se rend au fumoir. Il regagnait la salle et passait près d'un escalier, lorsqu'une de ses béquilles est inopinément heurtée par une personne qui descend vivement l'escalier sans s'apercevoir de la présence du blessé. Celui-ci chancelle et, cherchant énergiquement à se cramponner à la muraille, il accroche violemment la pointe du pied contre la première marche. A l'instant même, il éprouve au foyer de la fracture de cuisse une douleur d'une certaine intensité : il parvient toutefois à regagner son lit sans le secours de personne. L'extension continue est immédiatement réinstallée.

Trois heures après l'accident, la douleur est devenue très intense. Toute la cuisse est rouge, chaude, douloureuse dès la moindre exploration et tellement tuméfiée qu'elle semble étranglée dans son appareil inamovible. Sans perdre de temps l'interne, faisant la contre-visite, fait sauter la moitié antérieure de l'appareil, depuis son bord supérieur jusqu'au-dessous du genou : la douleur de constriction disparaît immédiatement, mais celle du cal demeure très intense ; le moindre contact est si pénible que le patient ne se prête pas à de nouvelles explorations.

Un accès de fièvre survient, le blessé grelotte sous ses couvertures ; le soir, la température s'élève à 39°.

Le 27, l'état général est le même ; les douleurs plus intenses que la veille ; la tuméfaction, la chaleur, la rougeur et l'excessive sensibilité de toute la région donne l'idée d'une poussée de périostite aiguë. Pour apprécier ce qui reste de la consolidation antérieurement obtenue, le chirurgien glisse doucement la main droite sous le foyer de la fracture et, la soulevant légèrement, il perçoit avec certitude, surtout au moyen de sa main gauche placée au-dessus du membre, un retour de mobilité anormale sans aucune crépitation. (Huit sangsues *loco dolenti*, puis cataplasmes chauds de farine de graine de lin ; diète absolue.)

Le soir, la douleur a notablement diminué, l'état général est amélioré.

Le 28, le patient a parfaitement dormi ; il est apyrétique ; la douleur, la rougeur et la chaleur ont presque totalement disparu ; la tuméfaction commence à diminuer. L'exploration, facilement supportée par le patient, permet à plusieurs personnes de constater successivement le retour de la mobilité anormale au niveau du foyer de la fracture.

Le 29, l'état est redevenu ce qu'il était avant l'accident. (Solution de phosphate tricalcique.)

La rapidité du résultat obtenu confirme le précepte donné en 1836 par Guyot (*Des accidents consécutifs aux fractures*, etc., in *Archives générales de médecine*, 1836, vol. I, page 47). Les émissions sanguines locales sont indiquées, ainsi que tout le traitement antiphlogistique, lorsque les douleurs du cal s'accompagnent de phénomènes inflammatoires locaux et d'accidents fébriles.

Il en est ainsi lors même que l'accident survient au 47ᵉ jour. Il faut craindre toutefois que l'émission sanguine locale apporte un retard dans la consolidation. Pour ce motif, le phosphate de chaux à l'intérieur et une alimentation fortement reconstituante ont été prescrits dès la fin des accidents douloureux et inflammatoires.

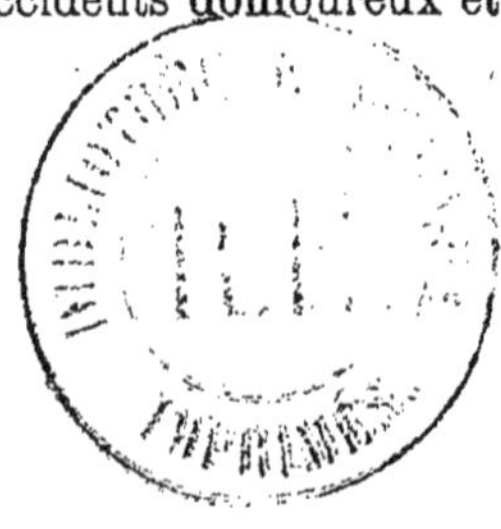

III.

Plaie pénétrante de l'abdomen avec hernie de l'épiploon.

On sait à quelles controverses est soumise la conduite du chirurgien lorsque l'épiploon vient à faire hernie à travers une plaie pénétrante de l'abdomen. Les opinions les plus opposées ont leurs partisans. Les uns veulent que l'épiploon saigneux souillé ou simplement exposé à l'air pendant quelque temps ne soit jamais réduit ; ils jugent plus prudent de le fixer hors de l'abdomen, où il contracte des adhérences avec les lèvres de la plaie, s'enflamme, s'efface peu à peu, et ne laisse après lui qu'un tubercule rougeâtre qu'il est facile d'exciser. — D'autres refusent de faire exception pour le grand épiploon : ils en font le lavage d'abord, la réduction ensuite, comme pour l'estomac, l'intestin, le foie ou la rate.

Le fait suivant, observé avec soin, contribuera pour sa part à juger de la question.

OBSERVATION (recueillie par M. Mayolle, externe du service). — Pendant la nuit du 10 au 11 août 1884, le voyageur de commerce Denis Dk...,30 ans,est trouvé dans un état d'ivresse complète,couché dans un ruisseau, les vêtements couverts de sang. Il est aussitôt transporté à l'hôpital Ste-Eugénie, salle St-Pierre, N° 2, où il arrive vers deux heures du matin. On a des raisons de présumer que la blessure a été faite vers minuit.

M. Durand, interne de garde, constate, au-dessus de l'épine iliaque antéro-supérieure droite, une plaie par instrument tranchant dont le fond n'a pas traversé l'os. Une seconde plaie dirigée transversalement se trouve à 15 millimètres environ au-dessus de l'ombilic et répond assez exactement à la ligne médiane. Sa longueur est de 25 millimètres. Ses bords sont nets, comme il convient à une plaie par instrument tranchant. Il ne s'en écoule plus de sang, bien que la chemise de flanelle, celle de toile et les autres vêtements en fussent amplement tachés. Entre les lèvres de la plaie vient faire hernie une masse d'épiploon dont le volume atteint à peu près la dimension d'un œuf de poule. Il n'y a point d'étranglement. Le sujet, à l'état d'ivre-mort, n'oppose aucune résistance. On peut aisément constater qu'il n'y a plus d'hémorrhagie, bien que les artérioles battent fortement dans tout l'organe hernié. En soulevant l'épiploon, on ne constate aucune lésion appréciable de l'intestin. Après cette exploration et un lavage du voisinage toujours faits à l'aide de l'eau phéniquée normale (2,5 p. %) toutes les parties accessibles de l'épiploon sont minutieusement et successivement nettoyées à l'aide du même liquide. La réduction en est faite sans difficulté. Un point de suture est passé à l'aide du fil d'argent à la partie moyenne de la plaie. Le pansement de Lister est appliqué avec un tampon d'ouate au-dessus du protective et un morceau de carton épais entre les dernières couches de gaze phéniquée.

Le 11, à la visite du matin, M. le Dr Guermonprez trouve la réduction bien maintenue, le suintement du sang à peu près insignifiant et les pièces du pansement relativement peu tachées de sang.

Pour apprécier quelles peuvent être les probabilités de l'inflammation péritonéale, il explore tout le pourtour de la plaie et ne trouve de sensibilité à la pression que vers le côté droit dans une étendue de 6 à 8 centimètres. En aucun point le frôlement superficiel de la peau n'est douloureux. Le pansement de Lister est réinstallé après nettoyage, sans aucun tampon ni carton. On donne quelques morceaux de glace à sucer, une potion contenant vingt centigrammes d'extrait thébaïque et un lavement de deux grammes de chloral.

Les vomissements surviennent après les premières cuillerées de potion. Celle-ci est supprimée, et le reste est donné en lavement. Un état nauséeux persiste.

Vers deux heures de la nuit, les vomissements reparaissent, d'abord incolores, puis verdâtres. De violentes secousses de hoquet s'ajoutent à la douleur du vomissement. Cet état persiste jusque vers sept heures.

Le 12 août, à la visite du matin, le patient est très fatigué ; son facies est pâle, anxieux, un peu grippé ; la langue est un peu sèche, le pouls petit.

L'exploration du pourtour de la plaie indique une sensibilité à la moindre pression et même au moindre frottement de la peau dans toute la partie moyenne de l'abdomen, surtout vers le côté droit. Le ventre est ballonné ; le plus léger mouvement imprimé au lit retentit douloureusement dans toute son étendue. On applique immédiatement huit sangsues *loco dolenti*.

Vers 9 heures du matin, le hoquet reparaît plus pénible que jamais. (Cinq décigrammes de bromure de potassium dans un peu d'eau de Vichy). On renouvelle cette dose de quart d'heure en quart d'heure : le hoquet cesse après la troisième dose.

Le blessé se sent soulagé dès l'application de sangsues. La douleur a complètement disparu et, à l'état nauséeux, succède un sommeil tranquille. (Le soir, 1/4 de lavement contenant vingt centigrammes d'extrait thébaïque).

Le 13 août, l'amélioration se maintient. Le facies est bon, bien qu'un peu somnolent. La langue humide et légèrement blanchâtre ; le ventre, au lieu d'être ballonné, laisse très nettement appréciable la saillie des rebords costaux. La sensibilité a disparu. (Même lavement. Eaux de Vichy et de Vals comme boisson).

Le 14, la douleur commence à reparaître vers l'hypochondre droit; elle s'accompagne d'un peu de sensibilité au contact et à la pression. (Trois sangsues. Flanelle chaude fréquemment renouvelée sur tout l'abdomen; mêmes boissons et lavement).

Le 15, la douleur n'a pas reparu; le repos de la nuit a été satisfaisant. Pour la première fois, on lui donne un aliment (jaune d'œuf délayé dans un peu d'eau de Vichy).

Le 16, même alimentation ; le lavement opiacé est supprimé.

Le 17, la langue est chargée, le ventre est dur sans être sensible, le.pouls est lent, l'état général est encore satisfaisant, le facies exprime la fatigue, il n'est nullement grippé. (35 grammes d'huile de ricin).

Le 18, le blessé insiste sur une sensation de mieux être comme il n'en a pas encore éprouvé. (Une côtelette, vin de Bordeaux).

Le 19, on enlève le point de suture.

Le 20, avant de permettre au blessé de se lever, on applique un disque de carton dans le bandage de corps qui recouvre le pansement.

Le 23, il quitte l'hôpital.

Sans passer en revue toutes les conclusions que l'on peut tirer de cette observation, remarquons une fois encore l'heureuse influence des émissions sanguines locales. M. le professeur P. Denucé, dans son article du *Dict. de méd. et de chir. prat.* (I, 115), indique, pour les cas de ce genre, l'immobilité absolue, l'abstinence complète et enfin l'opium à dose élevée et soutenue. Ces moyens nous paraissent être d'une très heureuse influence pour contribuer, chacun pour sa part, à immobiliser l'intestin : ce sont plus que des adjuvants ; ce sont des conditions préalables absolument nécessaires pour le succès. Mais il nous paraît que la part principale du résultat revient au moyen antiphlogistique par excellence, dont l'école de Broussais abusait sans doute, mais dont nous ne saurions perdre de vue la grande importance. S'il existe un moyen de juguler une inflammation au début, c'est bien, croyons-nous, celui des émissions sanguines locales.

Il convient toutefois de favoriser, pendant un certain temps, l'écoulement du sang par des applications chaudes ; c'est pour ce motif que nous ne croyons pas devoir nous arrêter aux applications réfrigérantes que conseillent M. Denucé et d'autres auteurs.

Sur la question soulevée par la hernie de l'épiploon, le savant chirurgien que nous venons de nommer se rallie complètement à la loi formulée par J.-D. Larrey, reprise et développée par H. Larrey et par Alph. Robert, à savoir, que l'épiploon doit être *toujours* abandonné à l'extérieur. Il n'y a d'exception que le cas où l'organe est « parfaitement sain et propre. » Ici, nous l'avons vu, la guérison a été obtenue, bien que l'épiploon fut « souillé, blessé, contus et même hernié depuis un certain temps. »

Au sujet du degré de propreté , signalons un fait qui , sans être identique , peut être rapproché du précédent, puisque la guérison fut aussi obtenue.

En été 1882 , une petite fille de 10 ans descendait dans l'obscurité un vase renfermant des matières stercorales et des urines. Dans l'escalier , elle vint à tomber et roula d'une hauteur de 12 à 15 marches avec les débris du vase qu'elle portait.

A travers une plaie pénétrante de l'abdomen , plusieurs anses intestinales venaient faire hernie. La plaie , l'intestin , les vêtements étaient tous plus ou moins souillés par le contenu du vase. Des manœuvres , faites immédiatement par un médecin , ne purent amener la réduction. On fut chercher un autre médecin distant de deux kilomètres.

M. Davaine fit à son tour de vaines tentatives pour réduire , les efforts de l'enfant s'y opposaient. Le chloroforme étant administré , la réduction se fit sans difficulté. Trois points de suture entortillée et des applications fraîches suffirent pour assurer la guérison.

Il est bien entendu qu'un lavage aussi complet que possible a toujours précédé , accompagné et suivi toutes les manœuvres ; mais, il est bon de le noter , aucun antiseptique ne fut employé : la guérison ne fut pas moins acquise.

Nous savons d'ailleurs bien d'autres faits de nature à montrer qu'il reste encore des chances de guérison alors même que les organes herniés sont souillés et sont exposés à l'extérieur depuis un certain temps.

Il y a plus , la blessure simultanée de deux importantes séreuses, venant compliquer la hernie de l'épiploon ne nous semble pas contre-indiquer la réduction de l'organe exposé à l'extérieur.

Pendant que nous faisions notre internat à Saint-Sauveur , il nous a été donné d'observer le fait suivant.

Dans une rixe , un homme est atteint d'un coup de couteau entre deux côtes , sous l'aisselle gauche. Il est apporté à l'hôpital agonisant , cyanosé , suppliant un de ses compagnons de route de ne point discontinuer la pression qu'il exerce avec le poing au niveau de la plaie.

A travers une ouverture de 10 à 12 centimètres , on trouve une masse considérable d'épiploon. Aussitôt qu'on cesse de maintenir les bords de la plaie , les efforts d'inspiration et d'expiration font vibrer bruyamment cette large ouverture, et le blessé asphyxie. Dès qu'on rapproche et qu'on maintient ces bords l'un contre l'autre , le patient reprend sa respiration naturelle. Il peut parler et insiste pour obtenir la permanence de ce résultat. L'indication n'était d'ailleurs point contestable.

A l'aide d'un mélange d'eau fraîche et d'alcool camphré, l'épiploon, la plaie et son voisinage furent soigneusement nettoyés. Toute la portion herniée fut intégralement et assez facilement réduite et une série de points de suture entortillée fut immédiatement appliquée. Pour obvier aux mouvements d'aspiration qui se manifestaient encore entre les divers points de suture , un large badigeonnage fut fait à l'aide du collodion riciné , un fragment de tarlatane fut placé aussitôt et une nouvelle couche de collodion vint la recouvrir.

Cet étrange pansement fut laissé jusqu'à son élimination spontanée et le sujet guérit , ne conservant de son accident qu'un hémothorax qui se termina d'ailleurs par résolution.

Il nous paraît donc juste de soumettre à révision le précepte du baron D. Larrey, laissant à d'autres le soin de dire si la méthode antiseptique donne aux chirurgiens modernes d'assez puissantes garanties pour remplacer le « *toujours* » fulminé par le célèbre chirurgien militaire par un « *jamais* ».

Quoi qu'il en soit, la guérison peut encore être obtenue par la réduction, non-seulement si l'épiploon a été souillé , contus (par le poing) , mais encore s'il a traversé une plaie du diaphragme et le cul-de-sac correspondant de la cavité pleurale.

Lille Imp. L. Danel.